Le Compas
FODMAP

L'auteur

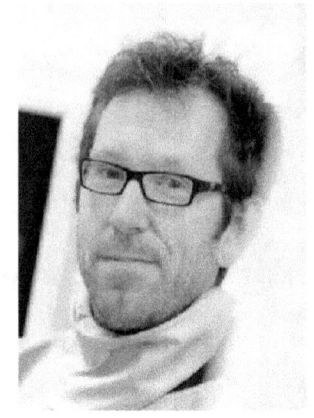

Le Professeur Martin Storr est un médecin spécialiste pour Médecine interne et Gastro-entérologie au Centre pour Endoscopie à Starnberg. Sa spécialisation se concentre sur le traitement de patients souffrant de maladies fonctionnelles de l'estomac et de l'intestin provenant d'intolérances alimentaires ainsi que de patients souffrant d'inflammations chroniques de l'intestin. Pour ces malades, il a instauré des consultations spéciales, connaît leurs soucis et leurs détresses et agit en expert reconnu pour ce genre de maladies. Il est un des pionniers du régime FODMAP et comme l'alimentation joue un rôle si important dans le traitement de ses malades, il s'engage avec ses manuels intelligibles à guider et à conseiller ses patients.

DR MARTIN STORR

Le Compas
FODMAP

Récapitulatif sur le régime Low-FODMAP avec
des évaluations sur 500 denrées alimentaires
et compléments alimentaires

Traduit de l'allemand par Danielle Sick

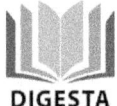

DIGESTA

Titre original allemand: FODMAP Kompass; 2ème edition,
© 2015, 2017 Martin Storr, Digesta

© 2017 pour l'édition française: Martin Storr, Digesta

Traduction: Danielle Sick

Maquette couverture: Pierre Sick

Photos couverture:
© valery121283 – Fotolia.com (Collection of fresh fruits and vegetables, Red fish, Eggs);
© tassel78 – Fotolia.com (Compass);
Guy Waterval
(https://commons.wikimedia.org/wiki/File:Camembert_suisse2.JPG),
isolated, https://creativecommons.org/licenses/by-sa/4.0/legalcode;
Evan Swigart from Chicago, USA
(https://commons.wikimedia.org/wiki/File:Pumpkin_252_-_Evan_Swigart.jpg), «Pumpkin 252 - Evan Swigart», isolated,
https://creativecommons.org/licenses/by/2.0/legalcode;
Crisco 1492
(https://commons.wikimedia.org/wiki/File:Glass_of_tea,_Loving_Hut,_Y ogyakarta.jpg), «Glass of tea, Loving Hut, Yogyakarta», isolated,
https://creativecommons.org/licenses/by-sa/3.0/legalcode,
No machine-readable author provided. ElinorD assumed (based on copyright claims).
(https://commons.wikimedia.org/wiki/File:Wildricecooked.jpg), «Wildricecooked», isolated, https://creativecommons.org/licenses/by-sa/3.0/legalcode;
Martin Storr (portrait et page 2)

ISBN-13: 978-1544675404
ISBN-10: 1544675402

Introduction

Les problèmes de digestion comme les brûlures, les gonflements, les maux de ventres, les spasmes douloureux et les diarrhées prennent de plus en plus de place dans notre vie. Une des raisons de cet évolution provient de la manière que nous avons de nous nourrir.

Notre manière de nous alimenter a évolué et l'alimentation moderne met notre estomac et nos intestins en face à de nouveaux problèmes. Il est certain qu'une pomme ou un verre de jus d'orange sont, à première vue bénéfiques pour notre santé, mais cependant ils produisent chacun des malaises intestinaux.

Notre alimentation moderne contient beaucoup de composants capable de provoquer des problèmes intestinaux. Le terme FODMAP, Fermentable by colonic bacteria Oligosaccharides, Disaccharides, Monosaccharides and Polyols, signifie oligosaccharides, disaccharides, monosaccharides et polyols fermentescibles par la flore intestinale. Plus simplement il s'agit pour les FODMAPs de glucides et alcool à chaîne courte. Ces glucides et alcools à chaîne courte font partie de notre alimentation quotidienne et prédisposent à ces malaises digestifs, Plus nous consommons de FODMAPs, plus nous souffrons de problèmes intestinaux.

En retour, une diminution des quantités quotidiennes de FODMAPs absorbées réduira ou même éliminera les problèmes de digestion.

Pour s'en tenir à une alimentation pauvre en FODMAP, il est indispensable de connaître la teneur en FODMAP des produits alimentaires. Dans le Compas FODMAP présent se trouvent les évaluations pour 500 denrées alimentaires et additifs alimentaires.

Munich, en juin 2015
Martin Storr

Introduction pour la 2ème édition

Depuis la première édition du Compas FODMAP, de nouvelles données scientifiques sur le régime FODMAP ont fait qu'il s'est avéré nécessaire et sensé de sortir une nouvelle édition. D'autres produits alimentaires ont dû être pris en considération et certains ont dû être revus car leur évaluation avait changé. Toutes ces informations ont été reprises dans la deuxième édition.

Le régime pour réduire les FODMAPs est entre temps un standard dans la médecine de beaucoup de pays et prend une grande place dans les méthodes de traitement sur le plan national et international. Ce ne sont pas seulement les études cliniques qui certifient l'effet certain de régime FODMAP, mais aussi les études qui prouvent que le régime FODMAP n'a pas d'influence négative sur la santé et ne met pas en état de carence. Son application simple permet la plupart du temps de l'utiliser longtemps et en bonne tolérance.

Der études venues particulièrement d'Allemagne informent, que dans la cuisine quotidienne allemande, le troc d'aliments riches en FODMAPs contre celui d'aliments pauvres en FODMAPs a amené chez 80% des patients une nette amélioration des malaises.

Les nouveautés scientifiques autour du régime FODMAP se trouvent dans la 2ème édition, avant les listes, sous le nouveau chapitre, « Ce qu'il faut savoir et nouveautés »

Munich, en mars 2017
Martin Storr

Table des matières

Le principe FODMAP

1) FODMAP signifie Oligosaccharides, Disaccharides, Monosaccharides et polyols. Plus simplement, il s'agit de glucides et alcool à chaîne courte.

2) les FODMAPs font partie de notre alimentation quotidienne.

3) les FODMAPs produisent des malaises digestifs et peuvent aggraver les problèmes déjà existants.

4) Une réduction de la quantité de FODMAPs ingurgitée quotidiennement conduit à une diminution des problèmes de digestion.

5) Pour s'alimenter à l'aide d'un régime FODMAP, il est indispensable de connaître la teneur de FODMAPs dans les aliments.

6) A l'aide des listes FODMAP, il est facile de reconnaître la teneur de FODMAPs dans les produits alimentaires et de se nourrir en conséquence.

7) Le but n'est pas de vivre pour toujours sans FODMAPs mais de contrôler les problèmes digestifs à l'aide d'un régime FODMAP.

Comment pratiquer le régime FODMAP

Il existe deux possibilités pour pratiquer le régime FODMAP.

1) Vous ne vous nourrissez que d'aliments pauvres en FODMAPs et vous contrôlez ainsi vos problèmes digestifs.

ou bien

2) Vous vous nourrissez pendant 4–6 semaines très sévèrement d'aliments pauvres en FODMAPs et vous essayez ensuite de démasquer individuellement votre seuil de tolérance pour chacun des aliments.

Les deux variantes supposent que vous vous informiez auparavant sur le principe de ce régime et que vous en rassembliez assez de connaissances de base.

La variante 1 est la plus simple et peut se pratiquer sans problème après la lecture d'un manuel de diététique.

La variante 2 est plus compliquée mais plus souvent couronnée de succès, Pour la variante 2, il serait préférable de vous faire auparavant conseiller par un médecin ou de vous faire assister par un diététicien.

Mais le point commun pour les 2 variantes reste qu'il sera nécessaire d'envisager et d'accepter qu'une totale disparition des malaises n'est pas toujours réaliste et qu'il existe des intolérances alimentaires individuelles qu'il faut aussi prendre en compte. Dans ce cas, il serait préférable de chercher un conseil adéquate vers un médecin ou un diététicien.

Restez réaliste

Un régime FODMAP est un instrument pour essayer de réduire ou de supprimer les problèmes de digestion. Mais même le meilleur régime ne fait pas de miracles. Il y aura encore des jours où vous aurez des problèmes digestifs. Mais nettement moins souvent et très atténués, c'est le but à atteindre. Si vous avez des attentes réalistes, vous vous réjouirez des progrès et n'aurez pas de déception les jours « où ca ne va pas ».

Indépendamment de la teneur en FODMAP, il existe peut être d'autres incompatibilités alimentaires bien individuelles.

Il est souvent très difficile de détecter les intolérances alimentaires propre à chacun. Certaines intolérances sont claires et faciles à détecter et agissent vite après l'ingurgitation du produit alimentaire. Il suffit alors de les éviter.

Certaines incompatibilités alimentaires sont par contre difficiles à dépister. La raison est que cet aliment ne manifeste son incompatibilité que dans le gros intestin, comme par exemple les FODMAPs qui n'arrivent dans le gros intestin qu'après quelques heures et qui y restent pendant 2 ou 3 jours. C'est pourquoi vous avez parfois des gonflements ou autres problèmes digestifs qui proviennent d'aliments que vous avez mangé 2 jours auparavant. Ceci n'est pas facile à cerner.

Le passage du régime riche en FODMAP au régime pauvre en FODMAP est fluide.

Comprendre le principe FODMAP!

Pour certains produits alimentaires, par exemple l'eau, l'évaluation est facile. L'eau est pauvre en FODMAPs, plus clairement, elle n'en contient pas. C'est le contraire par exemple pour le miel, le miel est riche en FODMAPs.

Pour une grande partie des denrées alimentaires le passage est fluide. Un bon exemple serait celui des noix. Pendant qu'une petite quantité de noix est très supportable et dans sa quantité de teneur en FODMAPs bien tolérée, elle sera une grande quantité très mal accueillie et apportera beaucoup de FODMAPs à l'organisme.

C'est dans ce contexte qu'il faut comprendre les évaluations des produits alimentaires. Il serait souhaitable que vous vous nourrissiez d'une facon équilibrée et variée avec des produits pauvres en FODMAP pour atteindre les meilleurs résultats possible.

Restez sincères avec vous-même. Si vous avez envie de croquer une bonne pomme juteuse qui vous fait envie, faites le, le monde ne s'arrêtera pas de tourner. Les malaises que vous en ressentirez dans les prochaines heures ou jours sont redevables à votre pomme et non pas à la défaillance du principe FODMAP. Vous savez parfaitement comment revenir dans le système qui vous convient le mieux.

Le régime avec LOW- FODMAPs vit par votre interaction

Le régime avec moins de FODMAPs est un très nouveau régime et se développe parce que ses utilisateurs expriment leurs expériences, leurs nouvelles recettes avec moins de FODMAPs mais soulèvent aussi des questions sur les produits alimentaires qui n'ont pas été évalués ou bien, d'après eux, mal évalués.

Pour des suggestions à propos du livre ou bien concernant des denrées alimentaires qui ne sont pas signifiées, j'ai installé l'adresse E-Mail suivante:

fodmapnavigator@gmail.com.

Le régime pauvre en FODMAP fonctionne bien pour beaucoup de personnes, mais pas pour toutes. Des études cliniques prouvent qu'environ 80% des personnes testées profitent positivement du régime pauvre en FODMAPs quand elles se tiennent pour une longue période aux règles du principe. Le résultat sensationnel est que 4 sur 5 concernés connaissent un avantage significatif par ce régime, mais signifie aussi qu'une personne sur 5 n'en a aucun.

Ce qu'il faut savoir et ce qu'il y a de nouveau

La teneur en FODMAPs dans le pain varie selon sa méthode de fabrication. Les pains dont la pâte n'a pu lever que peu de temps contiennent beaucoup plus de FODMAPs que les pains dont la pâte a pu lever longtemps. Questionnez votre boulanger sur ses méthodes de fabrication et choisissez un boulanger qui fait lever sa pâte longtemps. En règle, le pain au levain lève plus longtemps, bien que cela ne soit pas certain concernant les pains industriels. Les pains industriels n'ont dans le cadre de la production industrielle que très peu de temps pour lever et ont une teneur en FODMAPs bien plus élevée que les pains artisanaux qui ont le temps de bien lever. C'est pour cela que les pains sortants de « points chauds », automate à faire du pain ou grandes chaines commerciales ne sont pas recommandés et ont une teneur de FODMAPs élevée.

Il est reconnu depuis longtemps que le temps change la teneur en FODMAP du pain. Les pains et produits de boulangerie qui sont cuits depuis 24 heures contiennent moins de FODMAPs que les produits sortant tout frais du four.

Concernant les conserves en verres ou en boites, videz l'eau et rincez le produit, car les FODMAPs se concentrent dans le liquide. Pendant le régime FODMAP vous ne serez pas en état de carence de et n'aurez pas d'effet secondaires.

Le régime FODMAP est un processus d'apprentissage au cours duquel vous découvrirez les aliments qui vous procurent des malaises et d'autres pas. La liste des aliments n'est pas vraiment utile à longue échéance et n'est jamais vraiment respectée. L'intérêt est de reconnaître le but et d'apprendre les aliments que vous pouvez consommer en grande quantité, en petite quantité, ou pas du tout.

Si vous essayez de respecter le régime FODMAP à la lettre, vous ne tiendrez pas longtemps. Ainsi, ne soyez pas trop sévères mais endurants et ainsi plus près du succès.

Les denrées alimentaires pauvres en FODMAP ont tendance a être aussi pauvres en fibres. Ainsi il est salutaire et nécessaire de compléter votre alimentation avec des aliments riches en fibres comme les flocons d'avoine, les pommes de terre, le pain sans gluten, le quinoa, les pâtes à base de mais, le riz noir et d'autres encore.

Fruits riches en FODMAPs donc à éviter

abricot
avocat
baie de boysen
casseille
cerise
coing
datte
figue
fruits secs
goyave
grenade
groseille
groseille à maquereau
kaki
longan
lychee
mangue
mirabelle
mûre
nectarine
pastèque
pêche
persimone
poire
poire nashi
pomme
prune
prune
rambutan
sharon
tamarillo

Légumes riches en FODMAPs, donc à éviter

ail
artichaut
asperge
betterave rouge
champignons
choux
choux fleur
choux frisé
échalote
edamame
haricot (tous sauf haricots de jardin))
lentille
mais
oignon nouveau (le blanc)
oignons
petits pois
pissenlit
poireau (le blanc)
pois chiches (plus de 15)
pois mange-tout
poivron vert
potiron (> 200g)
racine d'endive
radicchio
salsifis
sellerie
soja
topinambour

Céréales et produits dérivés, riches en FODMAPs et donc à éviter

blé
orge
seigle
triticale

blé khorasan (kamut)
bulgur (blé)
céréales (céréales avec fruits secs et miel)
couscous (blé)
farine de lupin
farine de pois chiches
farine de soja (>100 g)
gâteau (à la farine de blé)
gâteau sec (blé)
gnocchi (blé)
müsli (céréales/fruits secs)
müsli aux fruits (céréales/fruits secs/miel)
nouille mie (nouilles asiatiques à la farine de blé)
nouilles (céréales, semoule)
nouilles ramen (nouilles japonaises à la farine de blé)
nouilles somen (nouilles japonaises à la farine de blé)
nouilles udon (nouilles japonaises à la farine de blé)
pain « fitness » (céréales/fructose/fruits secs)
pain (orge, seigle, blé)
pain au müsli (céréales/fruits secs/fructose)
semoule (blé)
semoule tendre (blé)
tortilla (céréales)

Produits laitiers et dérivés, riches en FODMAPs et donc à éviter

ayran
babeurre
bleu
chocolat au lait
chocolat blanc
crème
crème au nougat
crème de soja, aux graine de soja
crème fleurette
crème fouettée
crème fraiche
crème pour le café
fondue au fromage
fromage à pâte molle
fromage à tartiner
fromage au petit lait
fromage blanc
fromage frais
fromage frais grumelé
glace (lait, crème)
glace au lait
kefir
lait d'avoine
lait (vache, brebis, chèvre, ânesse)
lait caillé
lait condensé
lait de brebis
lait de soja, aux graines de soja
lait de vache
lait en poudre
lait en poudre pour le café
lassi
mascarpone
petit lait
poudre de petit lait
pudding

ricotta

yaourt 1,5 % de matière grasse

yaourt 3,5 % de matière grasse

yaourt à la crème

yaourt au soja, Yofu

Sucres/édulcorants, riches en FODMAPs et donc à éviter

sirop d'agave

sucre de bouleau

édulcorants (terminant par ol)

erythritol (erythrit) E968

fructose (sucre de fruit)

sirop de fructose

sirop de glucose-fructose (GF Ss)

glycerol E422

isomalt (E953)

lactit (E966)

lactose (sucre de lait)

sirop de mais

sirop de mais à haute teneur en fructose (HFCS)

maltitol

mannitol

miel

sirop de poire

sorbitol

sucre inverti (ou dérivé de sucre inverti E1103)

sucre yakon

xylitol (E967)

Autres produits alimentaires riches en FODMAPs et donc à évitér

cube bouillon clair

cube de bouillon

choucroute

sauce au Chutney

sauce au Curry

concentré de fruits

conserves de fruits

concentré de jus de fruits

ketchup

compote de pomme

quorn

sauce aigre-douce

sauce anglaise (custard)

sauce pour viandes grillées

sauces pour salade, élaborées

sauces élaborées

burger au soja

chips de soja

soupe en poudre

tofu, tofu soyeux

concentré de tomates

Boissons riches en FODMAPs et donc à éviter

jus ACE
succédané de café
camomille
thé à la poudre de carub (> 2 cuillères à thé)
café de céréale
thé chai, longuement infusé
café de chicoré
thé à la fenouille
jus de fruits (>125 ml)
thé de fruits, longuement infusé
thé aux herbes, longuement infusé
limonade (édulcorants HFCS)
café de malt
jus d'orange
jus de poire
jus de pomme
jus vitaminé

Boissons alcoolisées ayant une haute teneur en FODMAP et qu'il faut éviter

bière (plus d'un verre)
liqueur
porto
rhum
sherry
vin (demi-sec, doux)
vin mousseux (demi-sec, doux)
liqueur de vin

Noix et grains, riches en FODMAPs et donc à éviter

noix de cashews
grains > 15 grammes
noix > 15
pistaches

Additifs de produits alimentaires et prébiotiques riches en FODMAPs et donc à éviter

inulin
lactolose
polydextrose, E1200
raffinose
stachyose

Condiments riches en FODMAPs et donc à éviter

raifort
wasabi

Produits alimentaires d'origine animale riches FODMAP et donc à éviter

conserves de poisson (fructose, oignons)
saucisses (lactose/oignons/légumes)

Fruits pauvres en FODMAPs

airelle
ananas
banane
canneberge
carambole
citron (limon)
citron vert
clémentine
durian
églantier
figue de barbarie
fraise
framboise
fruit de la passion
jackfruit
kiwi
kumquat
loganberry
mandarine
marrons
melon cantaloup
melon galia
mineola
myrtille
noix de coco
orange
oro blanco
pamplemousse
papau, banane indienne
papaye
pitaya
pomelo
raisins
rubarbe
tangelo
tangerine

Légumes pauvres en FODMAPs

alfa-alfa
algues nori
aubergine
germe de bambou
banane à cuire
bette
betteraves
brocoli (>200g)
carotte
châtaigne d'eau
chicorée
chou de chine
chou blanc
chou vert
chou-rave
choux de bruxelles (>200g)
ciboulette
citrouille, hokkaido
concombre
courge musquée, doubeurre (>200 g)
courgette
cresson
cresson de jardin
épinard
fenouil
feuilles d'endives
gingembre
haricots de jardin
germe de haricot
germes de haricot mungo
laitue
mâche
mais (>200g)
manioc
navet
ocra
oignon nouveau (le vert)

olive

pak choi

panais

patate douce

pepperoni

persil

piment rouge

poireau (le vert)

pois chiche (moins de 15)

poivron (jaune/rouge)

pomme de terre

radis

radis noir

romaine

roquette

rutabaga

salade iceberg

salade verte

sellerie

germe de soja

taro

tomate

tomate cocktail

yams

Céréales et dérivés de céréales, pauvres en FODMAP

amaranth

amidon

amidon d'avoine

amidon de blé

amidon de mais

amidon de riz

arrowroot

avoine

céréales (mais/riz/avoine)

chips de mais (petite portion)

cornflakes (petite portion)

épeautre

farine de mais

farine de pomme de terre

farine de riz

flocons d'avoine

flocons d'épeautre

gaufre d'épeautre

gaufre de mais

graines de chia

graines de lin

mais

mélanges de farines sans gluten

millet

muesli (sans froment/sans fruits secs)

nouilles de mais

nouilles de riz

nouilles de sarrasin

nouilles de soba (sarrasin japonais)

nouilles sans gluten

nouilles transparentes (amidon de haricots mungo)

pain sans gluten

plantain

polenta (semoule de mais)

produits de boulangerie sans gluten

quinoa

riz
sagou
sarrasin
semoule de mais
son d'avoine
sorgho
tapioca (manioc)
teff

biscuit de riz
blé soufflé
chips de riz
chips de tortilla
gaufre de riz
mais soufflé
riz soufflé
tacos (mais)
tortilla (mais)

Concernant les produits sans gluten, attention qu'ils ne
contiennent pas d'additifs riche en FODMAPs comme
édulcorant, fruits ou concentré de fruit et que le
pourcentage de farine de soja n'excède pas 25%.

Produits laitiers/produits laitier de substitution pauvres en FODMAPs

babeurre, sans lactose
beurre
beurre clarifié
crème glacée (sorbet ou sans lactose)
crème, sans lactose
eau de coco (< 150 ml)
fromage blanc (sans lactose)
glace (sorbet)
képhir, sans lactose
lait d'amandes
lait de chanvre
lait de coco (< 150 ml)
lait de quinoa
lait de riz
lait de soja, de protéine de soja
lait, sans lactose
margarine
protéine de lactosérum
protéine de lait, caséine
sorbet (attention aux fruits)
yaourt, sans lactose

Fromages pauvres en FODMAPs

brie
camembert
cheddar
chester
feta
fromage à pâte dure
fromage de beurre
fromage de montagne
fromage de tilsitt
fromage du harz
fromages pâte molle
fromage edam
fromage emmental
fromage gouda
fromage halloumi
fromage havarti
fromage mozarella
gorgonzola
parmesan
pecorino
raclette

Sucres/édulcorants, pauvres en FODMAPs

acesulfame, E905
aspartame, acesulfame, E962
aspartame, E951
cyclamate de sodium, E952
dextrose (sucre de raisin)
glucose (sucre de raisin)
mélasse
néohespéridine, E959
néotame, E961
saccharine, E954
saccharose (sucre commun)
sirop de sucre
sirop d'érable
sirop de mélasse
sirop de riz
stevia, E 960
sucralose, E955
sucre (sucre commun/saccharose)
sucre de canne (saccharose)
sucre de fleur de noix de coco
sucre de palmier
sucre de raisin (glucose/dextrose)
sucre en poudre
sucre roux
thaumatine, E957

Denrées alimentaires d'origine animale pauvres en FODMAPs

fruits de mer
graisse d'oie
graisse de canard
jambon
lard
œufs
poisson
saindoux
viande d'agneau
viande de bœuf
viande de dinde
viande de porc
viande de volaille

Autres denrées alimentaires contenant pauvres en FODMAPs

beurre de cacahuètes
cacao
chocolat (noir)
conserves de tomates
crème de cacahuètes
gelée (attention aux fruits)
huile d'ail
huile d'olives
huile de coco
huile de colza
huile de soja
huile végétale
levure
marmelade
mayonnaise (<3 cuillères à soupe)
moutarde
pâte de miso
purée de sésame (<3 cuillères à soupe)
sauce d'huitres
sauce de poisson
sauce worcester
sel
tempeh
tofu (tofu compact, tofu chinois)
vinaigre

Boissons pauvres en FODMAPs

bubble tea
café (café en grains)
eau
eau aromatisée
eau minérale
jus de canneberge
jus de carottes
jus de citron
kombucha
limonade, sans édulcorants
spiritueux, sauf le rhum
thé à la poudre de caroube (< 1 cuillère à café)
thé blanc
thé chai, courte infusion
thé noir, courte infusion
thé rooisbos
thé vert
tisane à la menthe
tisane aux fruit, courte infusion
tisane aux herbes, courte infusion

Boissons alcooliques pauvres en FODMAPs

bière (1 verre)
gin
pastis
pernod
vin
whiskey
wodka

Condiments/aromates, pauvres en FODMAPs

aromates, séchées ou fraiches
chili
citronelle
condiments, séchés ou frais
menthe
tamarin (datte indienne)

Noix/grains, pauvres en FODMAPs

moins de 15 unités :
noix
amandes
noisettes

jusqu'à 15 grammes :
cacahuètes
graines de tournesol
noix du Brésil (para)
pavot
pépins de courge
pignons de pin
sésame

Additifs alimentaires pauvres en FODMAPS

agar agar, E406

agent conservateur E200-E297 et E1 105

agent émulsifiant, E322 et E400-E495

agent gélifiant, E400-E495

agents de séparation, E 500-E585

agents épaississants, E400-E495

amidon modifié, E1 404-E1451

antioxydant/correcteur d'acidité, E300-E392

bicarbonate de soude

carbonate de sodium, E500

carragheenane, E407

cire, E900-E914

colorant alimentaire, E10-E180

correcteur d'acidité, E500-E585

exhausteur de goût, E620-650

gazes E938-E949

gélatine E441

gomme adragante E 413

gomme de caroube, E410

gomme de guar, E412

gomme de xanthane. E415

levure chimique

méthyléthylcellulose E465

pectine, E440

résine ester de cellulose (CMC) E466

stabilisateur de crème fouettée

stabilisateurs, E400-E495

Liste alphabétique des denrées alimentaire et additifs alimentaires classés selon leur forte teneur en FODMAPs (riches) et leur faible teneur en FODMAPs (pauvres)

abricot	riche
ACE jus	riche
acesulfame, E950	pauvre
amarante	pauvre
ananas	pauvre
antioxydans, E300-E392	pauvre
artichaud	riche
aspartame-acésulfame, E 962	pauvre
aspartame, E951	pauvre
aubergine	pauvre
avocat	riche
ayran	riche
agent gélifiant, E400-E495	pauvre
agents conservateurs, E200-E297	pauvre
agents de séparation, E500-E585	pauvre
agents épaississants E400-E495	pauvre
agents régulateurs acide E300, E392-E500-E585	pauvre
agents stabilisateurs E400-495	pauvre
ail	riche
airelles	pauvre
algues nori	pauvre
amidon	pauvre
amidon de blé	riche
amidon de mais	pauvre
amidon de pomme de terre (farine de pomme de terre)	pauvre
amidon de riz	pauvre
amidons modifiés E1404-E1451	pauvre
asperge	riche
avoine	pauvre
babeurre	riche
babeurre, sans lactose	pauvre
baies de boysen	riche

banane	pauvre
banane à cuire	pauvre
betteraves rouges	riche
beurre	pauvre
beurre clarifié	pauvre
beurre de cacahuètes	pauvre
bière (1 verre)	pauvre
bière (plus d'un verre)	riche
blette	pauvre
bleu (fromage)	riche
bouillon cube	riche
bouillon en poudre	riche
brie	pauvre
brocoli (< 200g)	pauvre
bubble tea	pauvre
bulgur (froment)	riche
burger au soja	riche
cacahuètes (moins de 15 g)	pauvre
cacao	pauvre
café à base de céréales	riche
café à la chicorée	riche
café de malt (orge)	riche
café en grains	pauvre
café ersatz	riche
camembert	pauvre
canneberge, cranberry	pauvre
cantaloupe	pauvre
carambole	pauvre
carotte	pauvre
caséine	pauvre
casseille	riche
céleri	riche
céleri en branche	pauvre
céréales (céréales/fruits secs/miel)	riche
céréales (mais/riz/avoine)	pauvre
cerise	riche
champignons	riche
cheddar	pauvre
chester	pauvre
chips de mais (petite portion)	pauvre
chips de pomme de terre (petite portion)	pauvre

chips de riz	pauvre
chips de soja	riche
chips de tortilla (mais)	pauvre
chocolat au lait	riche
chocolat blanc	riche
chocolat noir	pauvre
chou chinois	pauvre
chou frisé	riche
chou vert	pauvre
choucroute	riche
choux	riche
choux blanc (<200 g)	pauvre
choux de bruxelles (<200g)	pauvre
choux fleur	riche
choux rave	pauvre
chutney	riche
ciboulette	pauvre
cires, E900-E914	pauvre
citron	pauvre
citron vert	pauvre
citron, limone	pauvre
citronnelle	pauvre
clémentine	pauvre
coing	riche
colorants alimentaires, E100-E180	pauvre
compote de pommes	riche
concentré de fruits	riche
concentré de jus de fruits	riche
concentré de tomates	riche
concombre	pauvre
condiments, frais ou séchés	pauvre
confiture	pauvre
conserves de fruits	riche
conserves de poisson (fructose/oignons)	riche
conserves de tomates	pauvre
cornflakes (petite portion)	pauvre
courge butternut (<200g)	pauvre
courge butternut (>200g)	riche
courgette	pauvre
couscous (froment)	riche
cracker de riz	pauvre

crème aigre	riche
crème anglaise	riche
crème de nougat	riche
crème de soja au graines de soja	riche
crème fermentée	riche
crème fouettée	riche
crème fraiche	riche
crème liquide	riche
crème liquide, sans lactose	pauvre
crème pour le café	riche
cresson	pauvre
cresson de jardin	pauvre
cyclamate de sodium. E 952	pauvre
datte	riche
dextrose (sucre de raisin)	pauvre
dressing pour salade	riche
durian	pauvre
eau	pauvre
eau de coco (<150 ml)	pauvre
eau minérale	pauvre
eau, aromatisée	pauvre
échalotte	riche
edamame	riche
églantier	pauvre
emmental	pauvre
émulgalteurs, E400-E495	pauvre
épeautre	pauvre
épinard	pauvre
erythritol, E 968	riche
exhausteur de goût, E620-E650	pauvre
farine de lupin	riche
farine de mais	pauvre
farine de pois chiche	riche
farine de racine de arrow	pauvre
farine de riz	pauvre
farine de soja (>100g)	riche
fenouille	pauvre
feta	pauvre
feuilles d'endives	pauvre
figue	riche
figue de Barbarie	pauvre

flocon d'épeautre	pauvre
flocons d'avoine	pauvre
fondue au fromage	riche
fraises	pauvre
framboises	pauvre
fromage à pâte dure	pauvre
fromage à pâte molle	pauvre
fromage à tartiner	riche
fromage au beurre	pauvre
fromage au petit-lait	riche
fromage blanc	riche
fromage blanc, sans lactose	pauvre
fromage de cottage	riche
fromage de edam	pauvre
fromage de montagne	pauvre
fromage de tilsit	pauvre
fromage du harz	pauvre
fromage frais	riche
fromage frais granuleux	riche
fromage havarti	pauvre
fromage sec	pauvre
froment	riche
fructose	riche
fruit de la passion	pauvre
fruits de mer	pauvre
fruits secs	riche
gas (E938-E949)	pauvre
gâteau (céréales)	riche
gâteau (farine de céréales)	riche
gaufre de mais	pauvre
gaufre de riz	pauvre
gaufres d'épeautre	pauvre
gelée (attention aux fruits)	pauvre
germes de soja	pauvre
gin	pauvre
gingembre	pauvre
glace (lait, crème)	riche
glace (sorbet ou sans lactose)	pauvre
glace (sorbet)	pauvre
glace au lait	riche
Glucose (sucre de raisin)	pauvre

glycéryle, E 422	riche
gnocchis (froment)	riche
gombo, okra	pauvre
gomme de caroube (E410)	pauvre
gorgonzola	pauvre
gouda	pauvre
goyave	riche
graines de chia	pauvre
graines de courge (moins de 15 g)	pauvre
graines de lin	pauvre
graines de soja	riche
grains > 15 gr.	riche
graisse d'oie	pauvre
graisse de canard	pauvre
grenade	riche
groseille à maquereau	riche
groseilles blanches	riche
groseilles noires	riche
groseilles rouges	riche
halloumi	pauvre
haricots (sauf haricots verts et haricots nains)	pauvre
haricots verts (haricots de jardin)	pauvre
herbes, fraiches ou sèchées	pauvre
HFCS (sirop de blé avec fructose)	riche
huile d'ail	riche
huile d'olives	pauvre
huile de colza	pauvre
huile de soja	pauvre
huile de tournesol (moins de 15g)	pauvre
huile végétale	pauvre
insuline	riche
isomaltol E953	riche
jackfruit	pauvre
jambon	pauvre
jus d'orange	riche
jus de canneberge	pauvre
jus de carotte	pauvre
jus de citron	pauvre
jus de fruits (> 125 ml)	riche
jus de poire	riche
jus de pomme	riche

jus multivitaminé	riche
kaki	riche
kefir	riche
kefir, sans lactose	pauvre
ketchup	riche
khorasan, froment (kamut)	riche
kiwi	pauvre
kombucha	pauvre
kumquat	pauvre
lactite E966	riche
lactose	riche
lactose (sucre de lait)	riche
lactulose	riche
lait (vache, brebis, chèvre, ânesse)	riche
lait caillé	riche
lait condensé	riche
lait d'amandes	pauvre
lait d'avoine	riche
lait de brebis	riche
lait de coco (<150 ml)	pauvre
lait de quinoa	pauvre
lait de riz	pauvre
lait de soja au graines de soja	riche
lait de soja aux protéines de soja	pauvre
lait de vache	riche
lait fermenté, lait caillé	riche
lait, sans lactose	pauvre
laitue	pauvre
laitue iceberg	pauvre
lard	pauvre
lassi	riche
lentille	riche
levure	pauvre
limonade (édulcorant/HFCS)	riche
limonade sans édulcorant	pauvre
liqueur	riche
liqueur de vin	riche
longan	riche
lychee	riche
mâche	pauvre
mais (<200 g)	pauvre

mais soufflé	pauvre
mais sucré	riche
maltite, E 965	riche
mandarine	pauvre
mangue	riche
manioc	pauvre
mannitol, E 421	riche
margarine	pauvre
marrons	pauvre
marrons d'eau	pauvre
mascarpone	riche
mayonnaise (<3 cuillères à soupe)	pauvre
mélange de farines sans gluten	pauvre
mélasse	pauvre
melon brodé	pauvre
melon cantaloup	pauvre
melon galia	pauvre
melon miel	pauvre
menthe	pauvre
miel	riche
millet	pauvre
minneola	pauvre
mirabelle	riche
mozzarelle	pauvre
mûre de Logan	pauvre
mûres	riche
müsli (céréales/fruits secs)	riche
müsli (sans blé et sans fruits secs)	pauvre
müsli aux fruits (céréales/fruits secs/miel)	riche
myrtilles	pauvre
navet	pauvre
nectar de poire	riche
nectarine	riche
néohesperidine, E959	pauvre
néotame, E961	pauvre
noisettes (moins de 15)	pauvre
noix (moins de 15)	pauvre
noix > 15	riche
noix de cajou	riche
noix de coco	pauvre
noix du brésil (moins de 15g)	pauvre

nouilles (céréales/semoule)	riche
nouilles de mais	pauvre
nouilles de riz	pauvre
nouilles de sarrasin	pauvre
nouilles mie (asiatiques au froment)	riche
nouilles ramen (froment japonais)	riche
nouilles sans gluten	pauvre
nouilles soba (sarrasin japonais)	pauvre
nouilles somen (nouilles japonaises au blé)	riche
nouilles transparentes (farine de Mungo)	pauvre
nouilles udon (nouilles japonais au blé)	riche
œuf	pauvre
oignon	riche
oignon nouveau (le vert)	pauvre
olives	pauvre
orange	pauvre
orge	riche
oroblanco	pauvre
pain « fitness » (céréales/fructose)	riche
pain (orge/seigle/froment)	riche
pain au müsli (céréales,fructose, fruits)	riche
pains sans gluten	pauvre
pak choi	pauvre
pamplemousse	pauvre
panais	pauvre
papau, banane indienne	pauvre
papaye	pauvre
parmesan	pauvre
pastèque	riche
pastis	pauvre
pâte miso	pauvre
pavot (moins de 15 g)	pauvre
pêche	riche
pecorino	pauvre
peperoni	pauvre
pernod	pauvre
persil	pauvre
petit-lait	riche
petits pois	riche
pignons de pin (moins de 15 g)	pauvre
piment	pauvre

piment fort	pauvre
pissenlit	riche
pistache	riche
pitaya, fruit du dragon	pauvre
poire	riche
poire nashi	riche
poireau (le blanc)	riche
poireau (le vert)	pauvre
pois chiche (moins de 15)	pauvre
pois gourmands	riche
poisson	pauvre
poivron (rouge/jaune)	pauvre
poivron (vert)	riche
polente (semoule de mais)	pauvre
polydextrose, E1200	riche
pomme	riche
pomme de terre	pauvre
pomme de terre douce	pauvre
popcorn	pauvre
porto	riche
potiron hokkaido, spaghettis de potiron	pauvre
poudre de lait	riche
poudre de petit-lait	riche
poulet/poule	pauvre
pousses de haricot mungo	pauvre
pousses de bambou	pauvre
produits de boulangerie sans gluten	pauvre
protéine de luzerne, alfalfa	pauvre
protéine de petit-lait (lactosérum)	pauvre
protéines de soja	pauvre
prune	riche
psyllium	pauvre
pudding, flan	riche
quetsche	riche
quinoa (riz indien)	pauvre
quom	pauvre
racine d'arrow	pauvre
racines d'endives	riche
raclette	pauvre
radicchio	riche
radis	pauvre

radis noir	pauvre
raffinose	riche
raifort	riche
raisin	pauvre
rambutan	riche
rhubarbe	pauvre
rhum	riche
ricotta	riche
riz	pauvre
riz soufflé	pauvre
roquette	pauvre
rutabaga	pauvre
saccharine, E954	pauvre
saccharose, sucre usuel	pauvre
sagou	pauvre
saindoux	pauvre
saindoux de porc	pauvre
salade	pauvre
salade de chicorée	pauvre
salade romaine	pauvre
salsifis	riche
sarrasin	pauvre
sauce aigre-douce	riche
sauce au curry	riche
sauce d'huitres	pauvre
sauce de poisson	pauvre
sauce de soja	pauvre
sauce pour grillade	riche
sauce worcester	pauvre
sauces en sachet	riche
saucisses (lactose/oignons/légumes)	riche
seigle	riche
sel	pauvre
semoule (froment)	riche
semoule de blé dur	riche
semoule de mais	pauvre
sésame (moins de 15 g)	pauvre
sharon	riche
sherry	riche
sirop d'agave	riche
sirop d'érable	pauvre

sirop de fructose	riche
sirop de glucose-fructose (GF S)	riche
sirop de mais	riche
sirop de riz	pauvre
sirop de sucre	riche
son d'avoine	pauvre
sorbitol, E 420	riche
sorgho	pauvre
soupe en sachet	riche
spiritueux, à part le rhum	pauvre
stachyose	riche
stevia E 960	pauvre
substitut de sucre (finissant par -ol)	riche
sucralose E955	pauvre
sucre (sucre ordinaire/saccharose)	pauvre
sucre de bouleau (xylitol)	riche
sucre de cane (saccharose)	pauvre
sucre de fleur de coco	pauvre
sucre de palme	pauvre
sucre de raisin (glucose-dextrose)	pauvre
sucre en poudre	pauvre
sucre inverti (E1103)	riche
sucre roux	pauvre
sucre yacon	riche
tacos (mais)	pauvre
tahin (<3 cuillères à soupe)	pauvre
tamarillo	riche
tamarinde	pauvre
tangelo	pauvre
tangerine	pauvre
tapioca	pauvre
taraganth, E413	pauvre
taro	pauvre
teff	pauvre
tempeh	pauvre
thaumatine E 957	pauvre
the à la poudre de caroube	
thé blanc	pauvre
thé chai, courte infusion	pauvre
thé chai, longue infusion	riche
thé noir, courte infusion	pauvre

thé oolong	riche
thé rooibos	pauvre
thé vert	pauvre
tisane à la fenouille	riche
tisane à la menthe	pauvre
tisane d'herbes, infusion courte	pauvre
tisane d'herbes, infusion longue	riche
tisane de camomille	riche
tisane de fruits (courte infusion)	pauvre
tisane de fruits (longue infusion)	riche
tisane de pissenlit, (courte infusion)	pauvre
tofu soyeux	riche
tofu compact, tofu chinois	pauvre
tomate	pauvre
tomate cocktail	pauvre
topinambour	riche
tortilla (froment)	riche
tortilla (mais)	pauvre
triticale	riche
tzatziki	riche
viande d'agneau	pauvre
viande de bœuf	pauvre
viande de dinde	pauvre
viande de porc	pauvre
vin (demi-sec, doux)	riche
vin mousseux (mi-doux, doux)	riche
vin sec	pauvre
vinaigre	pauvre
volaille	pauvre
wasabi	riche
whiskey	pauvre
wodka	pauvre
xylit , E 967	riche
yams	pauvre
yaourt à la crème	riche
yaourt de soja (yofu)	riche
yaourt sans lactose	pauvre
yaourt, 1,5% gras	riche
yaourt, 3,5% gras	riche

Additifs pour produits alimentaires qui ont été évalués pour cette brochure d'après leur teneur en FODMAPs

E100-E180	colorants alimentaires
E200-E297	produits de conservation
E300-E392	antioxydans, régulateurs d'acidité
E400-E495	émulsifiants, gélifiants, stabilisants, épaississants
E406	agar-agar
E407	carrageen
E410	gomme de carroube
E412	gomme de quar
E413	taraganth
E415	xanthan
E420	sorbit
E421	mannit
E422	glycerol
E440	pektine
E441	gélatine
E466	carboxymethylcellulose (CMC)
E465	ethylmethylcellulose
E500	bicarbonate de sodium
E500-E585	agents de séparation, régulateurs d'acidité
E620-E650	exhausteur de goût
E900-E914	cires
E398-E949	gases
E950	acesulfame
E951	aspartame
E952	cyclamate de sodium
E953	isomalt
E954	saccharine
E957	thaumatine
E959	neohesperidine
E960	stevia
E961	néotame

E962	aspartame-acesulfame
E965	maltite
E966	lactite
E967	xylit
E968	erythrit
E1200	polydextrose
E1103	invertase
E1404-E1451	amidons modifiés

Les additifs alimentaires ont été évalués dans ce livre-conseil en fonction de leur teneur en FODMAPs. Nous attirons votre attention sur le fait que ces additifs alimentaires peuvent être considérés par certains critères comme étant critiques. Il serait idéal que vous évitiez les aliments de fabrication industrielle en évitant donc les produits additifs.

LIVRES

Le COMPAS FODMAP est un complément pour un manuel diététique FODMAP ou pour renforcer un entretien que vous aurez avec un dietéticien. Sans les informations de base explicites au régime FODMAP que vous apporteront un manuel ou un entretien avec un diététicien, il ne sera pas aisé de réussir un régime FODMAP d'une manière idéale.

Les livres que vous trouverez ci-dessous vous aideront à trouver les informations nécessaires pour votre régime FODMAP.

Nys, Pierre.; Plus jamais mal au ventre avec le régime Fodmaps; LEDUC.S (01/2015)

Shepherd, S., Gibson, P.; Programme Fodmaps : vos intestins vous diront merci !; Marabout (02/2016)

Nys, Pierre.; Mes petites recettes magiques sans Fodmaps; LEDUC.S (10/2016)

Cuneo.C.; La solution fodmap : Pour en finir avec les maux de ventre. THIERRY SOUCCAR (08/2015)

Ferreira, C., Solsona. F., Chemin, A.; Le régime sans FODMAP. Larousse (03/2016)

FODMAP App

Il existe entre temps plusieurs Apps « régime FODMAP » pour Apple et Android. Les Apps indiquent les produits alimentaires riches ou pauvre en FODMAPs. Certain Apps donnent même des niveaux intermédiaires avec des teneurs modérées de FODMAPs.

La plupart de ces Apps n'apportent que peu d'informations sur peu de denrées alimentaires et sont valables pour une consultation rapide dans la vie quotidienne. C'est pour cela que l'on peut s'en passer, car ils ne donnent que des informations pour que 50-100 produits.
Ces Apps, qui sont gratuits, ont surtout une fonction de mémoire pour les achats de tous les jours.

La plupart de ces Apps sont des listes de produits alimentaires, certains donnent aussi quelques informations ou recettes.

Conseil : Lorsque vous allez faire vos courses, prenez avec vous une liste de denrées alimentaires FODMAP et une liste pour vos achats. Si vous ne souhaitez pas emporter une liste, ou si vous l'oubliez toujours, alors servez vous de votre App. Les listes les plus récentes de produits alimentaires est sur le App de l'Universität Monash en Australie.

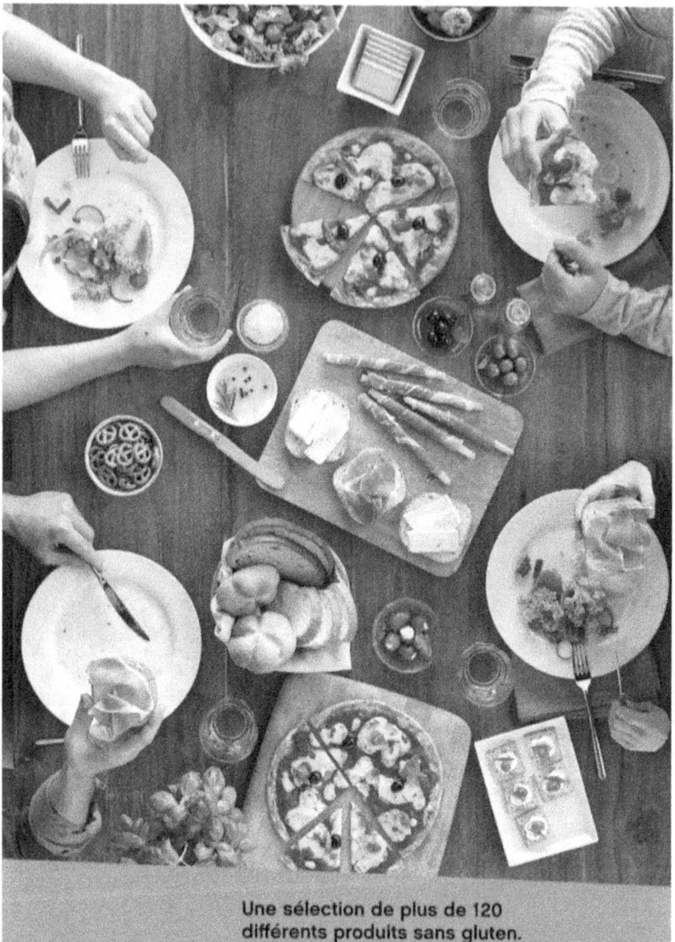

Une sélection de plus de 120
différents produits sans gluten.
Disponibles en grandes surfaces,
dans les magasins bio ou diététiques.

Plus d'informations sur
www.schaer.com

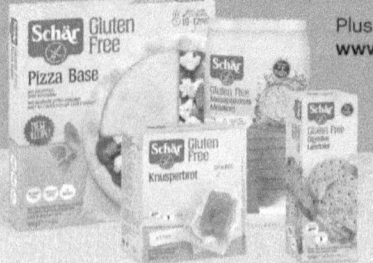

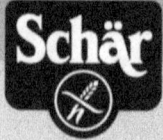

Best in Gluten Free

www.ingramcontent.com/pod-product-compliance
Lightning Source LLC
Chambersburg PA
CBHW071252280526
45788CB00004B/1681